ÉTUDES

SUR

LES EAUX D'EUGÉNIE-LES-BAINS

SAINT-LOUBOUER,

PAR M. LE DOCTEUR O. RÉVEIL,

PROFESSEUR AGRÉGÉ DE L'ÉCOLE DE MÉDECINE
ET DE L'ÉCOLE SUPÉRIEURE DE PHARMACIE,
PHARMACIEN EN CHEF DE L'HOPITAL DES ENFANTS MALADES,
MEMBRE DE LA SOCIÉTÉ D'HYDROLOGIE MÉDICALE
DE PARIS, etc., etc.

Suivies d'observations

Par M. le Docteur ARBAT-BALOUS

Médecin Inspecteur d'Eugénie-les-Bains.

MONT-DE-MARSAN

Veuve LECLERCQ, imprimeur de la Préfecture.

ÉTUDES

SUR

LES EAUX D'EUGÉNIE-LES-BAINS

PAR M. LE DOCTEUR **O. REVEIL**,

PROFESSEUR AGRÉGÉ DE L'ÉCOLE DE MÉDECINE
ET DE L'ÉCOLE SUPÉRIEURE DE PHARMACIE,
PHARMACIEN EN CHEF DE L'HOPITAL DES ENFANTS MALADES,
MEMBRE DE LA SOCIÉTÉ D'HYDROLOGIE MÉDICALE
DE PARIS, etc., etc.

Suivies d'observations

Par M. le Docteur ARBAT-BALOUS,

Médecin Inspecteur d'Eugénie-les-Bains.

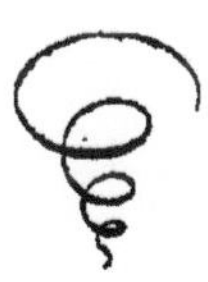

Mont-de-Marsan; V⁰ LECLERCQ, imprimeur de la Préfecture.

1862

ÉTUDES

sur

LES EAUX SULFUREUSES DE SAINT-LOUBOUER,

(EUGÉNIE-LES-BAINS.)

On donne le nom de *Bassin de l'Adour* à un bassin hydrographique formé par la réunion de tous les cours d'eau, issus des Pyrénées, qui se déversent dans l'Océan près de Bayonne. La forme de ce bassin est celle d'un trapèze dont la plus large base formerait la limite orientale. Il comprend, en entier, le département des Basses-Pyrénées, une grande partie de celui des Landes, le quart environ de celui du Gers et les trois cinquièmes à peu près de celui des Hautes-Pyrénées. Il est limité, à l'Ouest par l'Océan, au Sud par les Pyrénées, à l'Est par une ligne marchant à peu près parallèlement au cours de la Baïse et partageant les eaux qui se rendent dans la Garonne d'une part, de celles qui vont se réunir à l'Adour de l'autre. Enfin sa limite au Nord est établie par la ligne de séparation des affluents de l'Adour et de ceux de la Leyre (1).

Assez bien circonscrit, au point de vue hydrographique, le bassin de l'Adour est moins délimité sous le rapport orographique ; en effet, aucun relief notable du sol ne le sépare du bassin de la Gironde, et sa constitution géologique ne le sépare pas davantage.

La section du bassin de l'Adour, comprise entre le Gave de Pau et l'Adour, porte le nom de *Chalosse* ; c'est un massif montueux, se distinguant ainsi du pays plat qui le confine au Nord et qui est connu sous le nom de *Marençin*, avec lequel il communique par des échancrures séparées par des promontoires qui se succèdent aux environs de Dax et de Saint-Sever.

L'Adour sépare le département des Landes en deux parties : Landes et Chalosse; La Chalosse appartient aux terrains de craies en couches inclinées, mélées de lignites comme à Saint-Lon et à Saint-Martin-de-Seignanx. Les bitumes de Gaujacq et de Bastennes reposent sur l'ophite et sont mélangés de sables coquilliers. Parallèlement aux Pyrénées, entre le Luy et la route de Mont-de-Marsan à Orthez, on a constaté l'existence d'une zone d'argile gypseuse renfermant du gypse, du sel gemme et des sources salées. Enfin le calcaire grossier comprend les faluns d'Abesse et les molasses de Mont-de-Marsan. D'ailleurs, la couche d'Alios, si uniformément répandue dans tout le Marençin, se retrouve en quelques points sur la rive gauche de l'Adour, il est alors recouvert d'un diluvium caillouteux, quartzité

_____

(1) DEBLOS Essai d'une description géologique du Bassin de l'Adour.

ou granitique, mélé de rares galets calcaires, mais dans lesquels les cailloux quartzeux dominent. (1).

Le département des Landes possède un certain nombre de sources thermales et minérales. La plus part des sources chaudes sont groupées au tour de Dax. La principale, située au centre de cette ville, a une température de 72° cent. ainsi que celle des Baignots. Celle de Préchacq est au même degré (54 ° cdo seulement d'après Thore et Mayrac), celle de Saubusse marque 34º. La source sulfureuse de Tercis est à 41º. La source de Saint-Loubouer (Eugénie-les-bains) fait monter le thermomètre à + 19° 5.

Les sources froides sulfureuses sont également abondantes dans les Landes. Toutes paraissent être sulfurées calciques. Les plus célèbres sont celles de Saint-Loubouer (Eugénie-les-Bains), qui sourdent dans le voisinage de la source chaude que nous venons de signaler ; ce sont ces sources qui sont l'objet de la Notice que nous publions, en attendant que les circonstances nous permettent de réunir, dans un travail d'ensemble, tout ce qu'il y aurait d'intéressant à dire sur des sources qui ont rendu jusqu'à ce jour tant de services et qui en rendraient encore de bien plus grands si elles étaient mieux connues.

En attendant, nous signalerons à côté des eaux de Saint-Loubouer celles de Gamarde, les eaux les plus sulfureuses qui aient été signalées jusqu'à ce jour ; celles du moulin de Mounic près de Saint-Boés, de Donzacq, du Bucheron près Préchacq, celles de Caupenne, de Lahosse, de Nousse, de Soucours près Levignacq, etc.

---

(1) LEFEBVRE. Notice géologique sur quelques points du département des Landes, suivie d'observations sur les dunes de Gascogne. (Annales des mines, 3e série, tom. IX, pag. 245, 1836.)

Parmi les sources salées chloro-sodiques-iodo-bromurées, nous citerons celles qui se trouvent au pied du Pouy d'Arzet, près Saint-Pandelon, au lieu dit Le Hour et celles de Gaujacq.

Enfin Mont-de-Marsan et Pouillon possèdent encore des eaux ferrugineuses et des eaux sulfurées qui jouissent d'une certaine renommée.

Nous n'avons voulu indiquer ici que les sources minérales ou thermo-minérales comprises dans le bassin de l'Adour et appartenant au département des Landes; parmi ces sources la plus anciennement exploitée et qui a acquis une juste célébrité est celle de Saint-Loubouer dont nous allons nous occuper dans ce travail.

Historique.

Eugénie-les-Bains est le nom d'une commune de création nouvelle formée par la réunion de l'ancienne commune d'Espérons, de la plus grande partie de l'ancienne commune de Damoulens et d'une fraction détachée de la commune de Saint-Loubouer.

Elle est située sur les limites du Tursan et de la Chalosse, elle est limitée à l'Est par la commune de Bahus-Soubiran qui a été augmentée de l'autre partie de la commune de Damoulens, au Sud par la commune de Saint-Loubouer, à l'Ouest par les communes de Buanes et de Classun, au Nord par les communes de Larrivière, Renung, Duhort-Bachen. Elle dépend du Canton d'Aire et de l'arrondissement de Saint-Sever.

Les villes voisines d'Eugénie-les-Bains sont : Aire à 14

kilomètres, possédant un Evêché, un Collège renommé, un grand et un petit Séminaire et situé sur la ligne du chemin de fer de Bordeaux à Tarbes; Garlin au Sud-Est, sur la route d'Aire à Pau; Geaune à 7 kilomètres; Pau à 50 kilomètres; Samadet à 12 kilomètres au Sud; Hagetmau à 20 kilomètres au Sud-Ouest et Saint-Sever, chef-lieu d'arrondissement, à 20 kilomètres au Nord; Grenade-sur-l'Adour, station du chemin de fer du Midi, section de Morcens à Tarbes, c'est à cette station que doivent descendre les voyageurs qui vont à Eugénie-les-Bains, un service d'omnibus correspondant avec tous les trains est organisé régulièrement, et perment aux voyageurs d'arriver en cinq quarts d'heure de Grenade à Eugénie-les-Bains, parcours 10 kilomètres.

Le Bahus est une petite rivière qui prend sa source à 30 kilomètres au Sud-Est et qui coupe la commune d'Eugénieles-Bains par son centre du Sud-Est au Nord-Ouest, suivant une vallée resserrée entre deux coteaux peu élevés, mais suffisamment pour mettre Eugénie-les-Bains à l'abri des vents; cette petite rivière qui passe près des établissements et qui décrit des courbes gracieuses à travers de belles prairies, concourt à entretenir aux alentours, une fraicheur salutaire qui vient tempérer les chaleurs de l'été.

En 1758 M. Lafaille, docteur en médecine publia une Notice sur les eaux de Saint-Loubouer qu'il dédia à Mme de Saint-Louhouer d'Abadie baronne de Monget; à part deux analyses que nous mentionnerons plus tard, c'est le seul travail qui soit parvenu à notre connaissance sur les eaux qui nous occupent.

A l'époque où fut écrit l'opuscule de M. Lafaille, la chimie hydrologique n'était guère avancée, elle ne possédait pas ces méthodes précises d'investigation dont elle dispose aujourd'hui ; toutefois les propriétés chimiques et physiques des eaux de Saint-Loubouer y sont bien constatées et leurs propriétés thérapeutiques étaient déjà parfaitement connues.

Il serait intéressant de suivre pas à pas l'auteur du travail que nous signalons ; on y verrait que déjà à cette époque si éloignée de nous, puisqu'elle remonte à plus d'un siècle, les idées sur le rôle que jouent, comme agent de médication, les eaux minérales avaient préoccupé les observateurs et que les doctrines médicales du temps ne contribuaient pas à rendre ces idées claires et précises; constatons cependant que si la connaissance de la composition chimique des eaux de Saint-Loubouer laissait alors beaucoup à désirer, il n'en était pas de même de leurs vertus curatives ; et à part les théories un peu obscures de l'auteur, il y aurait aujourd'hui peu à ajouter à ce que M. Lafaille écrivait en 1758.

Les eaux de Saint-Loubouer ont pris leur nom de la commune sur le territoire de laquelle émerge la source la plus importante. Il n'est pas facile de préciser l'époque à laquelle remonte la création des établissements qui servent à l'administration des eaux. C'est sous Henry IV que furent ren lus les premiers édits sur les eaux minérales. Le Monarque béarnais donna mission à un Inspecteur de visiter les eaux minérales du bassin de l'Adour. On sait que cet Inspecteur se rendit aux eaux de Saint-Loubouer, qui, alors jaillissaient dans des marais boueux dans lesquels les rhumatisants et les paralytiques venaient se baigner pendant l'été, dans des cabanes de ramée et de feuillages qu'on dressait chaque année; c'était l'enfance de l'hydrologie médicale et tandis qu'un grand nombre de stations fréquentées alors sont aujourd'hui oubliées, celles qui se distinguaient par leurs bons effets et dont la réputation était mieux établie ont vu leur célébrité grandir chaque jour et s'accroître en raison des services qu'elles ont rendus. Telles sont les Eaux-Bonnes, Barèges, Cauterêts, Saint-Sauveur et Saint-Loubouer etc.,etc. Toutes ont eu une même origine et, on a vu succéder, chez elles à l'époque d'essai et d'expérimentation, une période d'accroissement et de prospérité.

Quelques indices certains nous portent à admettre que les eaux d'Eugénie-les-Bains étaient déjà utilisées à une époque de beaucoup antérieure à celle que nous avons signalée ; En effet dans les forages pratiqués pour capter trois nouvelles sources découvertes au tour du grand établissement, on a découvert une grande quantité de pieux enfoncés de trois ou quatre mètres et qui avaient servi sans doute à installer les cabanes. On a trouvé aussi à la même profondeur des pièces de monnaie du commencement du seizième siècle. Mais ce n'est que sous Henry IV que les Seigneurs de Saint-Loubouer propriétaires des sources furent mis en demeure de créer un établissement de bains publics, ou d'abandonner les sources à l'Etat. C'est alors que le Seigneur de Saint-Loubouer, désireux de conserver la propriété de ses sources, fit la première installation balnéaire. C'est à cette époque, sans nul doute, que remonte le captage de la grande source. On sait d'une manière certaine que l'établissement des bains de Saint-Loubouer fut reconstruit à neuf en 1750. Le grand établissement a été réédifié en 1860 ; et aujourd'hui les quatre sources qui l'alimentent suffisent avec les bains du Bois et les bains Nicolas à satisfaire aux besoins des nombreux baigneurs qui fréquentent chaque année cette importante station.

Analyse Chimique.

Nous avons déjà exprimé ailleurs notre opinion sur la valeur de la méthode suivie jusqu'à ces derniers temps pour faire l'analyse des eaux minérales. Nous avons dit que toutes les fois que l'on concentre des eaux par évaporation, pour si ménagée qu'elle soit, on s'expose à perdre une portion des principes fixes tenus en dissolution dans les liquides; et, ce qui est plus important, à trouver dans les eaux concentrées des sels qui n'existaient pas primitivement dans l'eau, et à ne plus constater la présence de ceux qui s'y trouvaient avant la concentration ; tout cela en vertu des doubles échanges qui s'opèrent toutes les fois que l'on rompt par la concentration l'équilibre plus ou moins stable qui maintenait à l'état de dissolution et de combinaison les éléments chimiques des eaux minérales. Nous avons d.t enfin que nous étions au nombre des chimistes qui pensent que les matières organiques qui caractérisent certaines eaux minérales, jouent un grand rôle, non seulement au point de vue des affinités chimiques qu'elles peuvent modifier, mais surtout sous le rapport des vertus thérapeutiques. Les eaux d'Eugénie-les-Bains sont remarquables par les proportions de ces matières organiques qui leur donnent cet aspect savonneux déjà signalé par Lafaille en 1758.

D'après ce que nous venons de dire, il est inutile d'ajouter que nous avons adopté dans l'analyse dont nous allons rendre compte la marche généralement suivie de nos jours par tous les chimistes hydrologues et qui consiste :

1° A caractériser au point de vue physique les eaux à analyser;

2° A faire l'analyse qualitative ;

3° A doser le plus exactement possible, par voie humide ou par précipitation les acides et les bases;

4° A reconstituer par synthèse l'eau analysée. en se basant sur les affinités respectives des éléments trouvés.

Cette méthode présente l'immense avantage de réduire le plus possible les pertes éprouvées et d'éviter les erreurs qui sont le résultat inévitable de la concentration des liquides.

Mais avant tout, jetons un coup d'œil rapide sur les analyses antérieures à la nôtre.

D'après une note qui nous a été remise par M. Arrat-Balous, inspecteur d'Eugénie-les-Bains, l'analyse de la source Saint-Loubouer (autrefois dite . de la Grande Maison) aurait été faite en 1843 par M. Marrast, pharmacien à Saint-Sever, dont le travail n'a pas été publié.

A la même époque, la source du Bois fut analysée par M. Bergeron et la source Nicolas par M. Alexandre, tous les deux pharmaciens à Mont-de-Marsan, mais nous n'avons pu nous procurer que les résultats bruts de ces deux analyses; d'ailleurs, elles sont simplement qualitatives; Telles qu'elles sont, nous les transcrirons ici, nous réservant de discuter bientôt l'opinion émise par ces pharmaciens distingués sur l'état du soufre dans ces sources.

SOURCE DU BOIS.

PAR M. BERGERON.

Acide sulfhidrique libre,
— carbonique libre,
Carbonate de chaux,
— de soude,
Sulfate ferreux,
— calcique,

Sulfate sodique,

 — magnésique,

Sulfure sodique,

 — magnésique,

Une matière visqueuse analogue à la barégine,

Température + 15°.

SOURCE NICOLAS.

PAR M. ALEXANDRE.

Acide sulfhydrique libre,

Carbonate de chaux,

  — de soude,

  — de magnésie,

Sulfate de chaux,

  — de soude,

  — de magnésie,

Chlorure de sodium,

  — de magnésium,

Acide cilicique,

 — glairine,

Température 14° 5.

Les auteurs d'hydrologie médicale se sont fort peu occupés des eaux d'Eugénie-les-Bains. M. Constantin James, dans son *Guide pratique du malade et du médecin aux eaux minérales de France et de l'Etranger* et M. Rotureau dans son ouvrage intitulé : *Des principales eaux minérales de l'Europe* les passent sous silence ; MM. Boubren et Patissier dans leur excellent *Manuel des eaux minérales naturelles*, signalent les eaux de Saint-Loubouer sans faire connaître leur composition ; M. Durand Fardel dans son traité de thérapeutique des eaux minérales, ne parle pas des eaux d'Eugénie-les-Bains, et cependant presque tous les auteurs mentionnent les eaux de Gamarde situées également dans le département des Landes; Celles-ci, quoique beaucoup plus sulfurées, sont cependant beaucoup moins importantes au point de vue de leur célébrité.

Les eaux d'Eugénie-les-Bains, quoique employées depuis plusieurs siècles, paraissent n'avoir été autorisées qu'en 1843. Elles étaient alors reparties entre les communes de Saint-Loubouer et d'Espérons. Depuis la constitution légale de la nouvelle commune d'Eugénie-les-Bains, une nouvelle autorisation d'exploitation a été accordée à la suite d'un rapport fait à l'Académie de Médecine par M.O. Henry.

Ce chimiste, auquel la chimie hydrologique est redevable de travaux importants, a analysé les trois sources, c'est-à-dire, celle de la Grande Maison, (Saint-Loubouer), du Bois et de Nicolas. L'analyse a été faite dans le laboratoire de l'Académie de Médecine, sur des eaux puisées et expédiées en bonne forme et d'après des instructions fournies par la commission des eaux minérales de l'Académie de Médecine. Comme les résultats obtenus par M. O. Henry diffèrent sensiblement des nôtres, nous devons consigner ici l'analyse approuvée par l'Académie et donner des explications sur les différences que l'on observe entre les résultats des divers travaux de chimie analytique, dont les eaux de Saint-Loubouer ont été l'objet.

A l'époque où M. O. Henry fit l'analyse, le débit des trois grandes sources s'élevait à 92,800 litres par vingt-quatre heures, répartis ainsi qu'il suit :

Source de la Grande Maison......... 67,600 litres.
— du Bois................... 12,300.
— de Nicolas............... 12,900

La proportion de sel fixe trouvé a été, par litre, 0 g. 26;

et o 24, les sources n'ont différé réellement que par leur degré sulfurométrique ; ainsi, en opérant avec le sulfuromètre de Dupasquier, les résultats obtenus ont été les suivants :

	Source de la Grande Maison Saint-Loubouer.	Source du Bois.	Source Nicolas.
Dégré sulfurométrique	1,83	2,10	4,10.

» L'eau de Saint-Loubouer, dit M. O. Henry, appartient « au groupe des eaux sulfhydratées calcaires, formées « secondairement, dans lesquelles le principe sulfureux « existe presque tout entier à l'état de sulfure de calcium « uni aux carbonates terreux, à un peu de sulfate de soude « et de chaux, à des silicates terreux et à du chlorure de « sodium qui y domine, et enfin à des matières de nature « organique ; elles ont donné par litre, savoir :

	Source du Bois	Source Nicolas.	SOURCE DE la Grande Maison.
Température.........	19°c	16°c.	19° c.
Dégrés sulfurométriqᵉˢ.	2,10	4,10	1,83
Sulfure calcique......	0,0039	0,0076	0,0034
Bicarbonate de chaux. .			
— de magnésie			
Sulfate de chaux.....			
— de soude.....			
Acide silicique......			
Alumine.........	0,2361	0,2324	0,2566
Chlorure de sodium dominant........			
Sel de potasse......			
— ammoniacal.....			
Matière organique....			
	0,2400	0,2400	0,2600

» On voit, continue M. O. Henry, que l'eau fournie par
» les trois sources est identique et doit provenir de la même
» nappe originelle. Les proportions seules du principe
» sulfureux (élément capital de ces eaux) différent sensible-
» ment sans doute en raison de causes modificatrices que
» l'on ne saurait apprécier qu'en étudiant l'eau près des
» sources, etc., etc. »

OBSERVATIONS SUR LES ANALYSES ANTÉRIEURES.

MM. Bergeron et Alexandre se sont évidemment trompés
en admettant l'acide sulfhydrique libre dans les eaux
d'Eugénie-les-Bains; nous sommes convaincu comme
M. O. Henry, que le soufre y existe à l'état de sulfure de
calcium; nous basons notre opinion sur les points suivants :

1° Les eaux examinées à la source et soustraites au contact
de l'air, c'est-à-dire recueillies dans des vases préalablement remplis d'hydrogène, *ne noircissent pas les
feuilles brillantes d'argent qu'on y introduit.* Tandis
qu'elles les noirciraient si elles renfermaient de l'hydrogène
sulfuré libre;

2° Recueillies dans les mêmes conditions et soumises
à un courant d'hydrogène pur, le degré sulfurométrique
est le même après qu'avant l'opération ; tandis qu'il serait
inférieur si l'opinion de MM. Alexandre et Bergeron était
juste ;

3° Enfin traitées par l'acétate de zinc, le liquide conserve
après filtration, une légère réaction alcaline, tandis qu'elle
serait acide, si l'acide sulfhydrique était à l'état de liberté.

M. Bergeron a commis une autre erreur en admettant l'acide carbonique libre en présence des carbonates alcalins et terreux. On sait en effet avec qu'elle facilité ces sels passent à l'état de bicarbonates; Enfin la présence du sulfure magnésique, admise par le même chimiste nous paraît très hypothétique: comme on le verra plus loin, l'analyse de M. Alexandre se rapproche beaucoup plus de la nôtre : Si donc les pharmaciens de Mont-de-Marsan ont trouvé de l'acide sulfhydrique libre dans les eaux d'Eugénie-les-Bains, et si M. O. Henry en a constaté des traces, c'est que ces chimistes ont opéré *sur des eaux transportées* qui ont dû subir l'action de l'air et dans lesquelles l'acide carbonique de l'air aura déplacé l'acide sulfhydrique qui en raison de sa minime propor ́esté en dissolution dans l'eau.

Nous devons faire remarquer que l'analyse de l'Académie de Médecine est plutôt qualitative que quantitative, puisque tous les sels, à part le sulfure de calcium, y sont évalués en masse et que la matière organique n'a pas été dosée ; d'ailleurs par la mise en bouteille et le transport, la plus grande partie de cette matière a été séparée, et M. O. Henry n'a pas pu en tenir compte, tandis que nous en avons déterminé la proportion aussi exactement que le permet l'état actuel de la science.

Mais il existe entre les résultats obtenus par M. O. Henry et les nôtres des contradictions si évidentes qu'il est de notre devoir de dire à ce sujet toute notre pensée.

On sait que les eaux sulfurées calciques sont considérées comme des *eaux accidentelles*; c'est-à-dire comme des eaux qui primitivement étaient sulfatés et qui sont devenues sulfurées par désoxydation des sulfates et plus spécialement du sulfate de chaux ; telles sont les sources d'Enghien, de Pierrefonds, de Gamarde, etc., et celles qui nous occupent.

On sait encore que la transformation des sulfates en sulfure se fait avec la plus grande facilité au contact des matières organiques, à tel point qu'il suffit d'enfermer dans une bouteille une eau séléniteuse, l'eau de puits de Paris par exemple ou celle d'Arcueil, avec un fragment de matière organique, tel qu'un brin de paille, pour obtenir au bout de quelques jours une *eau sulfurée*, mais celle-ci sera instable, c'est-à-dire qu'elle se décomposera en un temps moins long que celui qu'elle a mis à se former, parce qu'il lui manque cette matière organique que l'on a désignée sous des noms si divers ; tels que : *Glairine, Barégine, Sulfurine, Pyrénaïne, Hydrose*, etc., et qui, en résumé est toujours la même à peu de choses près ; il est bien entendu que nous ne comprenons pas sous ces noms la matière organisée que M. Fontan a désignée sous le nom de *sulfuraire*.

A notre avis, ce n'est pas tant le principe sulfureux qui caractérise les eaux minérales de ce groupe, que les glaires dont Bordeu disait, « Il y a beaucoup à faire sur ces glaires, » un jour viendra où on les utilisera avec succès. » Or, les eaux d'Eugénie-les-Bains sont aussi riches en principes glaireux que les sources thermales les plus célèbres des Pyrénées ; et nous pensons qu'indépendamment de l'action thérapeutique incontestable qu'elles exercent sur l'économie animale, elles contribuent puissamment à maintenir les éléments des eaux, et surtout le principe sulfureux, dans un état d'équilibre plus stable ; et, pour nous, nous ne doutons pas que les eaux sulfurées les plus transportables, celles qui se conservent le mieux sont les eaux sulfurées froides ou celles qui, par le

2

refroidissement, retiennent le plus de matière organique en dissolution.

Ces idées, qui sont dans notre esprit le résultat de nombreuses observations, sont basées sur des faits parfaitement établis par MM. Filhol et Poggiale, à savoir que le principe sulfuré des eaux minérales est détruit non pas par l'acide carbonique de l'air qui agit directement, mais bien par l'acide silicique mis en liberté par décomposition des silicates, ou par toute autre cause. Pour nous la plus grande partie de l'acide silicique est combinée à la matière organique ; plus celle-ci se sépare, plus les eaux sont instables.

Mais, à côté de cette action primitive des matières organiques, il en est une autre tout-à-fait secondaire et qui peut être la cause de résultats assez singuliers au premier abord et qui s'expliquent parfaitement. Il peut arriver, en effet, que les sulfates et surtout le sulfate de chaux, au contact de ces matières organiques déposées, soit désoxygéné et transformé en sulfure de calcium.

De tout ce qui précède, il résulte qu'une eau sulfurée étant conservée en bouteille, il peut arriver trois choses :

1° Ou le principe sulfure sera conservé dans toute son intégrité;

2° Ou bien tout ou partie de ce principe disparaîtra ;

3° Ou bien enfin la proportion de sulfure sera augmentée.

Le premier cas se présentera lorsqu'il s'agira d'eaux très stables convenablement bouchées ; le second sera observé avec les eaux sulfurées exposées au contact de l'air, conséquemment lorsqu'elles seront placées dans des bouteilles imparfaitement bouchées; et le troisième phénomène se remarquera, lorsqu'on aura affaire à des eaux sulfurées calciques sulfatées qui abandonnent facilement leurs matières organiques et qui sont placées dans des bouteilles qui ne permettent pas l'accès de l'air.

Tous ces faits expliquent les différences que l'on peut remarquer entre les chiffres de sulfure de calcium obtenus par M. O. Henry lorsqu'il opérait sur des eaux transportées à Paris et ceux qui résultent de nos analyses faites sur les lieux. Ce qui nous fait dire que pour la détermination du principe sulfuré, on ne doit lui accorder une entière confiance que lorsqu'elle a été faite à la source.

D'après l'analyse de M. O. Henry la source Nicolas serait la plus sulfureuse. Il résulte, au contraire, de nos expériences et de celles qui ont été faites par le médecin inspecteur, M. le docteur Arrat-Ballous que cette source est la moins sulfureuse, il est donc probable qu'il y a eu une erreur d'étiquette.

Les propriétés physiques et chimiques des eaux d'Eugénie-les-Bains sont communes à toutes les sources, il nous suffira de les exposer d'une manière générale et de consigner ensuite pour chacune d'elles les observations particulières que nous avons pu faire.

Débit des Sources.

Le grand établissement ne possédait qu'une seule source ; c'est celle à laquelle on a conservé le nom de Saint-Loubouer, les fouilles faites dans la prairie qui entoure l'établissement ont amené la découverte de trois autres sources moins abondantes que l'on désigne sous les noms de source des *Boues*, source *Amélie* et source *des Prés*.

L'établissement du Bois appartenant à M. Pancaut possède une seule source et l'établissement Nicolas est alimenté par deux sources dont une peu importante.

Les jaugeages effectués par nous le 26 septembre 1861, nous ont donné les résultats suivants :

Grand établissement.	1° Source St-Loubouer.	80,000 litres par 24 hres
	2° — des Prés. . .	2,184
	3° — des Boues. .	6,912
	4° — Amélie. . . .	7,500
Établissement du Bois. . . . . :		12,460
Établissement Nicolas.	Source n° 1.	14,400
	— n° 2.(non jaug.) » »

$$\overline{123,456 \text{ litres.}}$$

C'est-à-dire une quantité d'eau suffisante pour donner plus de six cents bains par jour.

Température des Eaux.

Peut-on considérer les eaux d'Eugénie-les-Bains comme des eaux thermales ? Nous répondons affirmativement, du moins pour ce qui regarde la source Saint-Loubouer. En effet, la température de l'eau de cette source est invariable et elle dépasse, de un degré cinq dixièmes, la limite de 18°c.de assignée aux eaux froides. L'invariabilité de température est une chose importante à noter au point de vue de l'administration de ces eaux dans les appareils hydrothérapiques installés dans le grand établissement.

Les essais thermométriques faits aux griffons, ou le plus près possible, avec un instrument étalon, nous ont donné les résultats suivants :

Grand établissement.	Source Saint-Loubouer. . .	19° 5ᶜ
	— des Prés.	16
	— des Boues.	19 5
	— Amélie.	16
Etablissement du Bois.		18 5
Etablissement Nicolas.	Source nᵒ 1	19 2
	— nᵒ 2	16 5

Nous devons faire remarquer que la température de 19° 2ᶜ constatée par nous à la source Nicolas ne doit pas à notre avis être considérée comme exacte; elle diffère trop de celle qui a été trouvée par M. Arrat-Balous et par M. Alexandre (14° 5), la source jaillit au fond d'un puits; on la fait monter au moyen d'une pompe dont le tuyau situé près de la chaudière dans laquelle on chauffe l'eau, est chauffé lui-même par le foyer placé au-dessous de cette chaudière.

Les systèmes de chauffage et de puisement des eaux laissent beaucoup à désirer aux établissements Nicolas et du Bois ; il est à désirer qu'on y applique le moyen employé par M. Dubalen au grand établissement.

Le système de chauffage et de distribution de l'eau chaude imaginé par M. Dubalen est très-ingénieux et parfaitement disposé pour conserver à l'eau tout son principe sulfuré, nous allons le faire connaître en peu de mots.

Une bouilloire tubulaire cylindrique est placée horizontalement dans un fourneau qui l'enveloppe. Un tube qui serpente est disposé dans l'intérieur de cette bouilloire sans communiquer avec elle ; l'une des extrémités de ce tube est mise en communication avec les tuyaux destinés à alimenter d'eau chaude les baignoires, l'autre extrémité est adaptée au bassin ou griffon des sources et livre passage à leurs eaux dont le niveau doit être supérieur à celui des margelles des baignoires. Il résulte de ces dispositions que l'eau du bassin coule dans les baignoires par les robinets adaptés au tuyau alimentaire. Ces robinets manœuvres arrêtent ou déterminent l'écoulement. La chaudière étant pleine d'eau chauffée énergiquement par l'action du foyer, transmet au tube baigné dans cette eau sa température, que le liquide qui passe dans l'intérieur de ce tube contracte lui-même. Il résulte de cela que l'eau débitée par le tube est continuellement élevée à une très haute température à l'abri de l'air et sans contact avec le calorique rayonnant, ce qui équivaut à une thermalité naturelle.

Densité des Eaux.

La densité des eaux de Saint-Loubouer, prise sur l'eau transportée à Paris, est à peine supérieure à celle de l'eau distillée ; elle a été déterminée à la température de $+15°$ cde par la méthode du flacon en nous entourant de toutes les précautions recommandées pour l'exécution de ces délicates expériences.

Grand établissement, { Source St-Loubouer densité de leau.	1,0015° c^e
— des Prés.. . —	1,0019
— des Boues.. —	1,0013
— Amélie. . . —	1,0017
Source du Bois. . . . . —	1,0014
Source Nicolas. . { Source. n° 1. . . . . . —	1,0012
— n° 2. . . . . . —	1,0014

Nous devons faire remarquer que les eaux transportées à Paris avaient laissé déposer une portion de leur matière organique, ce qui a dû nécessairement modifier leur densité.

PROPRIÉTÉS ORGANOLEPTIQUES.

Les eaux d'Eugénie-les-Bains sont limpides, incolores, leur odeur est celle que dégagent les œufs pourris, leur saveur est légèrement sulfureuse : elle se modifie et disparait rapidement lorsqu'on les expose à l'air.

Les eaux des sources Saint-Loubouer et Amélie présentent un phénomène signalé depuis longtemps dans certaines sources de Bagnères-de-Luchon ; elles deviennent louches à certains moments ; ce trouble ne persiste pas en général plus de vingt-quatre heures. Lorsque l'eau devient transparente à l'une des sources, on est certain que peu de temps après l'autre se troublera et il est rare que l'opalinité se manifeste dans les deux sources à la fois.

Ici, comme à Luchon, le phénomène de blanchiment des eaux doit être attribué à la précipitation d'une très petite quantité de soufre ; nous nous sommes assurés, en effet, au moyen de la liqueur titrée d'iode que l'eau trouble avait toujours un degré sulfurométrique un peu inférieur à celui que présente la même eau transparente.

On pourrait donner plusieurs explications de l'intermittence de ce phénomène de blanchiment, il a certainement pour cause l'accès de l'air, mais comme il se produit rarement et avec une très faible intensité, que d'ailleurs les eaux n'en éprouvent aucun changement dans leurs propriétés thérapeutiques, il n'y a pas lieu de s'en préoccuper ; dans notre opinion, ce soufre, à *l'état* naissant, doit jouir de propriétés curatives spéciales dans certaines maladies et plus particulièrement dans les affections de la peau, propriétés que l'on rechercherait en vain dans le soufre tel qu'on le connaît dans les pharmacies.

PROPRIÉTÉS CHIMIQUES.

Toutes les eaux d'Eugénie-les-Bains présentent une légère réaction alcaline; en effet, elles ramènent rapidement au bleu le papier de tournesol sensible et rougissent très-légèrement le curcuma.

Les sels de plomb, de cuivre, d'argent, de bismuth, les protosels de mercure et d'étain déterminent dans toutes les eaux des précipités bruns noirâtres ou à peine grisâtres. Le chlorure acide de baryum y détermine un léger nuage blanc qui ne disparaît pas par l'acide azotique.

Si on recueille les eaux dans des bouteilles préalablement remplies d'hydrogène et qu'on y introduise des feuilles d'argent, celles-ci conservent leur éclat métallique brillant; mais il y a coloration rougeâtre, aussitôt qu'on expose le liquide au contact de l'air.

Agitées avec du sulfate de plomb ou du phosphate d'argent humide, elles perdent leur odeur sulfureuse, et, par filtration on obtient un liquide neutre : Désulfurées par le sulfate de plomb hydraté, elles donnent, après filtration, lorsqu'on y ajoute du nitrate d'argent, un précipité blanc, caillebotté, insoluble dans l'acide azotique froid et bouillant, et soluble dans l'ammoniaque.

Les eaux des quatre sources que nous avons analysées étant évaporées à siccité, donnent un résidu gris très peu abondant qui noircit lorsqu'on élève la température en répandant une odeur empireumatique légèrement ammoniacale. Si on prolonge la calcination, la coloration noire disparaît le résidu gris que l'on obtient ainsi, est en partie soluble dans l'eau. La solution incolore obtenue produit une très légère effervescence lorsqu'on y ajoute un acide; t aité par le chlorure de platine, il se fait un léger précipité jaune serin, grenu, adhérant au verre ; la liqueur filtrée et évaporée à siccité, il reste un résidu salin blanc. Mêlé à l'alcool, et celui-ci étant enflammé, ce résidu brûle avec une flamme jaune très-prononcée. La portion du résidu de la calcination à l'air, qui est insoluble dans l'eau, se dissout dans l'acide chlorhydrique avec coloration jaune, en laissant un résidu formé par de la silice. La solution chlorhydrique jaune est précipitée en noir par le sulfhydraté d'ammoniaque et en bleu insoluble dans l'acide chlorhydrique avec le ferrocyanure de potassium. Ces caractères qui décèlent la présence du fer sont surtout très prononcés avec l'eau de la source du Bois.

Le résidu de l'évaporation de l'eau calcinée à blanc et repris par l'acide chlorhydrique est incolore et fumant ; le liquide rougit par le papier de curcuma, caractère qui, d'après M. Henry Rose, indique la présence de l'acide borique.

Cette même solution chlorhydrique saturée par l'ammoniaque et traitée par l'oxalate d'ammoniaque, a formé un précipité blanc. Le précipité ayant été séparé par filtration, le liquide sursaturé par l'ammoniaque a donné avec le phosphate de soude un léger nuage blanc.

Les eaux de toutes les sources traitées par le chlorure de baryum et l'acétate de zinc, après avoir séparé par filtration le précipité blanc formé, le liquide incolore obtenu a absorbé une petite quantité d'iode.

Les eaux d'Eugénie-les-Bains renferment de l'iode en quantité notable ; en effet, si dans quatre litres de chacune des sources on ajoute un peu de bicarbonate de potasse pur et que l'on fasse évaporer à une douce température et à siccité, si l'on reprend le résidu par l'alcool concentré et bouillant, que l'on réduise à siccité la solution alcoolique et que l'on calcine au rouge sombre le résidu, qu'on y ajoute quelques gouttes d'eau distillée, un peu de colle d'amidon et quatre à cinq gouttes d'acide azotique pur, on obtient une belle coloration bleue qui disparait lorsqu'on la 'chauffe à 70° pour reprendre par refroidissement sa couleur primitive.

Nous n'avons pas recherché l'arsenic dans les eaux, mais nous avons constaté sa présence dans les dépôts qui s'y forment. Ces dépôts formés de sables siliceux parsemés d'abondantes paillettes de mica, renferment une certaine proportion de matières glaireuses : ils se forment avec une très-grande rapidité.

Cinq cents grammes de chacun de ces dépôts ayant été carbonisés par l'acide sulfurique pur, le charbon sec fut traité par quelques gouttes d'acide azotique ; après avoir chauffé pour chasser l'excès d'acide, nous fîmes bouillir à plusieurs reprises avec de l'eau distillée et les liqueurs incolores obtenues réunies et soumises à l'appareil de Marsck et fonctionnant à blanc depuis environ vingt minutes, nous obtinmes pour chaque dépôt plusieurs tâches arsenicales parfaitement caractérisées.

Il est évident que l'arsenic trouvé dans les dépôts ne peut provenir que de l'eau dans laquelle ils se sont formés.

On doit conclure des analyses qualitatives qui précèdent que les eaux de St-Loubouer renferment les corps suivants :

    1º Un sulfure alcalin ;
    2º Des Chlorures ;
    3º Des sulfates ;
    4º Des phosphates ;
    5º Des silicates ;
    6º Un ou plusieurs borates ;
    7º Des carbonates ;
    8º De l'iode ;
    9º Du fluor ;
  10º De l'arsenic ;
  11º Des sels de chaux, de magnésie, de potasse, de soude.

Nous verrons par ce qui va suivre qu'elles renferment encore de la lithine, du fluor et de l'ammoniaque.

ANALYSE SPECTRALE.

MM. Bunzen et Kirchhoff ont introduit récemment, dans le domaine des sciences physiques, l'analyse spectrale. Cette méthode qui permet de découvrir la présence de corps que l'analyse chimique est impuissante à déceler lorsqu'ils existent en proportions très minimes, a été appliquée par nous à la recherche du rubidium et du cœcium trouvés dans les eaux de Durkeim et de celle de la lithine dont la grande diffusion a été récemment annoncée.

Pour opérer cette recherche, nous avons agi sur les résidus platiniques résultant de l'action du chlorure de platine sur le liquide obtenu en traitant le résidu de l'évaporation par l'eau acidulée ; les précipités platiniques réunis ont été lavés et bouillis dans l'eau distillée, et le précipité, insoluble dans l'eau, examiné au spectroscope, nous n'avons pu constater ni la raie rouge du rubidium, ni la raie bleue du cœsium, peut être faut-il attribuer cet insuccès à la quantité relativement très-petite d'eau (environ 20 litres) sur laquelle nous avons opéré.

Mais le liquide séparé par filtration du précipité chloroplatinique réuni aux eaux de lavage, et le tout ayant été concentré, l'examen au spectroscope nous a permis de constater la présence du potassium, du sodium et du lithium.

Les eaux d'Eugénie-les-Bains renferment donc de la lithine; mais il nous est impossible de dire si cette base appartient à une seule ou à toutes les sources puisque nous avons opéré sur tous les résidus réunis.

ANALYSE QUANTITATIVE.

1º *Dosage du Soufre.* La détermination de la quantité de soufre contenue dans les eaux d'Eugénie-les-Bains a été faite près des sources, en suivant la méthode de M. Dupasquier avec les heureuses modifications qui y ont été apportées par M. le professeur Filhol.

Nous avons opéré sur un quart de litre et nous avons fait usage de la liqueur iodée de M. Filhol (eaux minérales des Pyrénées, page 247), elle est ainsi composée :

Iode pur et fondu. . . . . . . 10 grammes.

Iodure de potassium neutre. 12 5

Eau distillée. . . . . , 9

Pour un litre à la température de + 15º

On voit que cette liqueur est plus faible de moitié que celle de M. Dupasquier. Chaque dégré sulfurométrique de celle-ci, correspond à *un milligramme d Iode*; tandis que dans celle dont nous avons fait usage, chaque degré correspond à *un demi milligramme*; nous croyons qu'on arrive ainsi à une plus grande précision, surtout si, au moment de la saturation par la liqueur iodée, on substitue à la liqueur normale une liqueur décime, c'est-à-dire dix fois plus faible que celle de Dupasquier et contenant cinq fois moins d'iode que celle de M. Filhol, de sorte que chaque degré sulfurométrique de cette dernière liqueur correspond à *un dixième de m lligramme d'iode.*

La température peu élevée des eaux d'Eugénie-les-Bains nous a permis d'opérer sur l'eau non refroidie ce qui écarte toute chance de déperdition.

Un quart de litre d'eau additionnée d'un peu d'eau amidonnée a été traitée jusqu'à coloration persistante par la liqueur iodée; on obtient ainsi le degré sulfurométrique brut.

Un égal volume du même liquide a été traité par le chlorure de baryum dans le but d'écarter les carbonates et les silicates. Nous avons, après filtration à l'abri du contact de l'air et des lavages à l'eau distillée bouillie froide, pris de nouveau le degré sulfurométrique.

Enfin, en troisième lieu, un quart de litre de la même eau a été traité à la fois par le chlorure de baryum et l'acétate de zinc dans le but de séparer les sulfures en même temps que les carbonates et les silicates; la liqueur filtrée, et le filtre lavé comme précédemment, a été saturée par l'iode qui a été absorbé par les hyposulfites seulement; on sait qu'un équivalent d'hyposulfite absorbe *un quart d'équivalent d'iode.* (Reveil, Analyse des eaux de Cauterêts.)

Le degré sulfurométrique obtenu en dernier lieu, défalqué de celui qui a été obtenu en opérant sur l'eau traitée par le chlorure de baryum, a donné le degré réel, c'est-à-dire celui qui doit correspondre à la proportion de sulfure contenue dans l'eau.

2° *Dosage du chlore.* L'eau désulfurée par le sulfate de plomb humide et pur a été réduite au dixième de son volume en opérant à une très douce chaleur ; après avoir acidulé fortement le liquide par l'acide azotique, nous avons traité par une solution de nitrate d'argent *au millième d'argent*, de sorte que chaque centimètre cube de liqueur titrée correspondait à un milligramme d'argent. De la quantité d'argent nécessaire pour précipiter tout le chlore, nous avons déduit le poids de celui-ci.

3° *Recherche de l'iode, de l'acide borique, de l'acide phosphorique, du fer, de l'arsenic et de lithine.* Nous avons dit précédemment comment nous avons opéré pour constater la présence de ces différents corps ; nous les avons trouvés en trop faibles proportions pour que nous ayons pu songer à les doser.

4° *Recherche du fluor.* Le résidu de dix litres de l'eau de chacune des sources préalablement acidulée a été calciné et repris par de l'eau acidulée par l'acide azotique. La solution filtrée fut additionnée d'ammoniaque, et le précipité floconeux, lavé avec le plus grand soin, fut introduit dans un creuset de platine, dans lequel nous avions ajouté quelques gouttes d'acide sulfurique à 66° pur ; ce creuset fut recouvert par une lame de quartz dont la surface, correspondant à l'ouverture du creuset, avait été enduite d'un vernis à la résine et à la cire sur lequel nous avions tracé des raies parallèles de manière à mettre la lame de quartz à nu ; le creuset fut chauffé à la lampe à alcool et nous eûmes le soin de maintenir de la glace sur la lame qui recouvrait le creuset; après un quart d'heure, nous avons enlevé le vernis par fusion, lavé la lame à l'éther et nous avons constaté qu'elle avait été corrodée en divers points d'où l'on doit conclure à la présence du fluor.

5° *Dosage de l'acide sulfurique*. Le résidu de l'évaporation de deux litres d'eau acidulée par l'acide chlorhydrique pur a été calciné et repris par l'eau acidulée par le même acide; après filtration et lavage toutes les liqueurs réunies furent traitées par le chlorure de baryum, le sulfate de baryte séparé par décantation et filtration fut lavé, séché et pesé; du poids du sel obtenu on a déduit celui de l'acide sulfurique.

6° *Dosage de l'acide silicique*. Le résidu insoluble dé l'opération précédente recueilli sur un filtre, lavé avec soin et séché, nous avons obtenu directement l'acide silicique.

7° *Dosage de l'acide carbonique*. Un flacon bouché à l'émerie de la capacité de deux litres et demi environ, fut préalablement rempli d'hydrogène. Après y avoir introduit deux litres d'eau, nous avons achevé de le remplir avec une solution de chlorure de baryum ammoniacal, afin de précipiter l'acide carbonique libre, celui des carbonates et des bicarbonates; les précipités recueillis sur des filtres et lavés à l'abri du contact de l'air ont été desséchés exactement et introduits dans une éprouvette pleine de mercure, dans laquelle nous avons fait arriver un peu d'acide chlorhydrique étendu de manière à décomposer le carbonate de baryte. Le gaz obtenu ayant été transvasé dans une éprouvette graduée a été évalué en volume, en ayant soin de tenir compte de la température et de la pression atmosphérique. Comme on connaît d'une manière précise la densité de l'acide carbonique, il nous a été facile d'arriver du volume au poids.

Cette méthode, préconisée par M. Lefort, nous paraît préférable à celle qui consiste à peser le précipité obtenu, à le traiter par un acide et à noter le poids perdu, cette perte pouvant tout aussi bien être attribuée aux carbonates de chaux et de magnésie qu'entraîne avec lui le carbonate de baryte.

8° *Dosage de la soude et de la potasse.* Quatre litres d'eau de chacune des sources analysées avaient été réduits séparément, près des sources, à un très petit volume, en opérant l'évaporation avec la plus grande précaution. Les eaux ainsi concentrées furent traitées par l'eau de baryte jusqu'à cessation du précipité. Celui-ci lavé avec soin, les eaux du lavage furent réunies à la liqueur filtrée, nous ajoutâmes du carbonate d'ammoniaque, et après avoir filtré et lavé de nouveau, le liquide acidulé par l'acide chlorhydrique fut évaporé à siccité, et, le résidu calciné au rouge, après refroidissement, nous traitâmes par l'eau distillée. La solution obtenue fut mêlée à du bioxyde de mercure évaporé et calciné, après avoir épuisé par l'eau distillée, les liqueurs furent lentement évaporées et le résidu salin fut desséché et pesé. Ce résidu formé de chlorure de sodium servit à déterminer le poids du sodium. Toutes fois nous devons dire que le chlorure de sodium repris par l'eau distillée donnait, lorsqu'on le traitait par le chlorure de platine, un léger précipité de chloro-platinate de potasse.

9° *Dosage de l'ammoniaque.* Après avoir constaté dans les eaux de Saint-Loubouer la présence d'un sel ammoniacal, nous avons opéré le dosage par la méthode de M. Boussingault. Pour cela deux litres d'eau furent introduits dans un ballon, auquel nous avons adapté un tube droit, plongeant dans le liquide et un tube recourbé ajusté à un réfrigérant de Liébig. L'appareil étant ainsi disposé et le réfrigérant fonctionnant, nous avons introduit dans le liquide une solution de potasse pure et concentrée, l'eau du ballon fut portée à l'ébullition qui fut maintenue pendant une demi-heure. Les produits de la distillation étant reçus dans de l'acide sulfurique titré, coloré en rouge par le tournesol, il nous suffit de déterminer par une liqueur alcaline également titrée, la proportion d'acide sulfurique restée libre à la fin de l'opération, pour connaître exactement la quantité d'ammoniaque contenue dans les eaux.

10° *Dosage de la chaux*. Cinq litres d'eau acidulée par l'acide chlorhydrique ont été évaporés jusqu'à réduction au dixième, la liqueur sursaturée par l'ammoniaque fut additionnée d'oxalate d'ammoniaque en excès, le précipité d'oxalate de chaux recuilli, lavé et séché, fut calciné dans un creuset de platine au rouge vif ; nous obtînmes ainsi le poids de la chaux contenue dans l'eau..

11° *Dosage de la magnésie*. Dans l'opération précédente, après avoir séparé l'oxalate de chaux par filtration, nous avons traité la liqueur par le phosphate de soude. Il s'est formé un phosphate ammoniaco-magnésien qui, recueilli, lavé séché et pesé a servi à déterminer le poids de la magnésie.

12° *Dosage des matières organiques*. Cinq litres d'eau furent évaporés à siccité sur une lampe à alcool, à une très douce température, l'évaporation fut achevée dans un creuset de platine sous le récipient de la machine pneumatique en ayant le soin de placer sous la cloche du chlorure de calcium fondu dans le but d'absorber l'eau évaporée ;

ce creuset de platine préalablement taré fut maintenu dans l'étuve de Gay-Lussac chauffée à 105°, jusqu'à ce que deux pesées successives eussent démontré que le résidu n'éprouvait plus aucune perte.

Nous avons obtenu ainsi le poids des matières fixes contenues dans les eaux après calcination prolongée au contact de l'air, jusqu'à ce que le résidu eût perdu la coloration noire ; par la différence de poids, nous avons déterminé celui des matières organiques.

13° *Dosage des gaz.* Le dosage des gaz n'a pu être fait qu'à Paris, n'ayant pas, à Eugénie-les-Bains, les instruments nécessaires pour l'effectuer; mais comme les eaux avaient été mises en bouteilles par nous et que nous avions eu le soin de nous entourer de toutes les précautions possibles, nous croyons que l'on peut considérer ce dosage comme assez exact.

Un litre de chacune des eaux introduit dans le Matras cuvette de Longchamp préalablement rempli d'hydrogène et dans lequel nous avons mis une petite quantité de solution de nitrate d'argent, nous avons porté le liquide à l'ébullition et reçu les gaz sous le mercure dans une cloche graduée ; le gaz obtenu et mesuré, en tenant compte de la pression et de la température, nous y avons introduit un volume déterminé d'une solution de potasse d'une densité connue; l'absorpsion a été presque nulle ; par l'addition d'un peu d'acide pyrogallique, le volume du gaz a légèrement diminué. Au total, il y a eu un peu moins d'un *centimètre cube de gaz* absorbé, d'où nous concluons que le gaz tenu en dissolution dans les eaux d'Eugénie-les-Bains, est de l'azote presque pur.

Nous allons maintenant rapporter les résultats des analyses des eaux des sources SAINT-LOUBOUER, AMÉLIE, du BOIS, de NICOLAS et des essais sulfurométriques des sources des PRÉS, des BOUES et NICOLAS, n° 2.

SOURCE SAINT-

Température de l'eau 19° 5. Densité à + 15°   1,0015.

PAR LITRE,

Soufre.	0,001525
Acide hyposulfureux.	0,002280
Chlore.	0,015970
Iode } Fluor }	Traces.
Acide carbonique.	0,102248
— silicique.	0,012000
— sulfurique.	0,006870
— borique — phosphorique } — arsenique	traces.
Soude.	0,086936
Potasse { Lithine {	traces.
Chaux.	0,036900
Ammoniaque.	0,000345
Magnésie.	0,015100
Oxyde de fer.	traces.
Matières organiques.	0,037000
	0,317172

Gaz {	azote.	17cc
	oxygène.	traces.
	acide carbonique.	traces.

LOUBOUER, (A.)

Débit par 24 heures 80,000 litres.

OU BIEN.

Sulfure de calcium.........................	0,003433
— de fer. .... Traces.	
Hyposulfite de chaux........................	0,003610
Chlorure de sodium.	0,025861
— de potassium. .... traces.	
Sulfate de chaux.	0,011679
Silicate de soude.	0,035200
Iodure de sodium ⎫	
Fluorure de calcium ⎭ .... traces.	
Carbonate de soude........................	0,084660
— de lithine............. traces.	
— d'ammoniaque..................	0,000636
Bicarbonate de chaux....................	0,072138
— de magnésie..................	0,048320
Phosphate de chaux ⎫	
— de magnésie ⎪ .... traces.	
Arséniate de soude ⎪	
Borate de soude ⎭	
Matière organique........................	0,037000
	0,322537

Résidu trouvé directement.	
Résidu inorganique.............	0,227000
— organique.............	0,037000
Moitié de l'acide carbonique des bi-carbonates.................	0,038644
Carbonate d'ammoniaque..........	0,000636
	0,303280

SOURCE

7,500 litres par 24 heures. Tempé-
PAR LITRE.

Soufre.	0,004782
Acide hyposulfureux.	0,001520
Chlore.	0,021760
Iode ⎫ Fluor ⎭ . . . . Traces.	
Acide carbonique.	0,096560
— sulfurique.	0,010310
— silicique.	0,021000
— borique ⎫ — phosphorique ⎬ . . . . traces. — arsenique ⎭	
Soude.	0,099400
Potasse. . . . . traces.	
Ammoniaque.	0,000378
Chaux.	0,035000
Lithine. . . . . traces.	
Magnésie.	0.014650
Oxyde de fer. . . . . traces.	
Matière organique.	0,032500
	0,334860

Gaz	azote.	24^{cc}.
	oxygène.	traces.
	acide carbonique.	traces.

SOURCE B. DES PRÉS.

Débit 2,184 litres. Température $+ 16°$ à $+ 15°$ 1,0019.

Sulfure de calcium par litre. . . . . 0,00457.

Hyposulfite de chaux. . . . . 0,00362.

-rature + 16° Densité à + 15° 1,0011.

OU BIEN.

Sulfure de calcium.....................	0,004009
— de fer. .... Traces.	
Hyposulfite de chaux.	0,002410
Chlorure de sodium....................	0,035860
— de potassium. .... traces.	
Sulfate de chaux.	0,017527
Silicate de soude.	0,064000
Iodure de sodium } .... traces.	
Fluorure de calcium	
Carbonate de soude......	0,063700
— d'ammoniaque.	0,000824
Bicarbonate de chaux.	0,061137
— de magnésie.................	0,046880
Carbonate de lithine } .... traces.	
Borate de soude	
Phosphate de chaux } .... traces.	
— de magnésie	
Arseniate de soude	
Matière organique.....................	0,032500
	0,328847

Résidu trouvé directement.

Résidu inorganique.	0,245000
— organique...............	0,032500
Moitié de l'acide carbonique des bicarbonates.	0,034850
Carbonates d'ammoniaque.	0,000824
	0,313174

SOURCE C. DES BOUES.

Débit 6,912 litres. Température 19,5. Densité à +15° 1,0013.

Sulfure de calcium par litre.......... 0,00285.

Hyposulfite de chaux. .... 0,00386.

SOURCE DU

Débit par 24 heures, 12,460 litres. Tempé-

PAR LITRE.

Soufre.	0,001273
Acide hyposulfureux.	0,001520
Chlore.	0,009890
Iode } Fluor }	Traces.
Acide carbonique.	0,085934
— silicique........................	0,020000
— sulfurique.	0,017184
— borique — phosphorique } .... traces. — arsenique	
Soude.	0,058311
Potasse. .... traces.	
Chaux.	0,040600
Lithine Ammoniaque } .... traces.	
Magnésie.	0,016486
Oxyde de fer. ...... traces très sensibles.	
Matière organique....................	0,056666
	0,307864

Gaz {	azote.	19 - 5ce.
	oxygène.	traces.
	acide carbonique.	tracés.

rature 18° 5. Densité à + 15° 1,0011.

OU BIEN.

Sulfure de calcium............................	0,002864
— de fer......... traces sensibles.	
Hyposulfite de chaux..........................	0.002410
Chlorure de sodium..	0,016312
— de potassium.......... traces.	
Sulfate de chaux............................	0,029213
Silicate de soude............................	0,054354
— de chaux............................	0,005700
Iodure de sodium	
Fluorure de calcium ⎱ .... traces.	
Carbonate d'ammoniaque ⎰	
— de soude............................	0,022774
— de lithine............ traces.	
Bicarbonate de chaux.	0.065750
— de magnésie.	0,052757
Borate de soude. .... traces.	
Matière organique..........................	0,056666
Phosphate de chaux	
— de magnésie ⎱ .... traces.	
Arseniate de soude ⎰	
	0,308800

Résidu par évaporation directe.

Résidu inorganique............	0,198330
— organique............	0,056661
Moitié de l'acide carbonique des bicarbonates................	0,038220
	0,293210

SOURCE

Température 19° 2.

POUR UN LITRE.

Soufre.	0,000277
Acide hyposulfureux.	0,001520
chlore.	0,009892
Iode	
Fluor	Traces.
Acide carbonique.	0,087550
— sulfurique.	6873
— silicique.	19330
— arsenique	
— phosphorique	traces.
— borique	
Soude.	0,069050
Potasse	
Lithine	traces.
Chaux.	0,034530
Ammoniaque.	traces.
Magnésie.	0,012210
Oxyde de fer	traces.
Matière organique.	0,069350
	0,310582

	azote.	17 2cc
Gaz	oxygène.	traces.
	acide carbonique.	traces.

Source Nicolas, n° 2.

Température 16°. Densité à + 15° 1,0014.

Sulfure de calcium par litre.	0,00171
Hyposulfite de chaux.	0,00241

Densité + 15°   1,0012.

OU BIEN.

Sulfure de calcium..........................	0,000623
— de fer............... Traces.	
Hyposulfite de chaux.......................	0,002410
Chlorure de sodium.........................	0,016312
— de potassium........... traces.	
Sulfate de chaux...........................	0,011684
Silicate de soude..........................	0,058984
Iodure de sodium, ⎫............. traces.	
Fluorure de calcium ⎭	
Carbonate de soude.......................	0,035440
— de lithine ⎫......... traces.	
— d'ammoniaque ⎭	
Bicarbonate de chaux.......................	0,072785
— de magnésie....................	0,039072
Arseniate de soude ⎫	
Phosphate de chaux ⎪	
— de magnésie ⎬......... traces.	
Borate de soude ⎭	
Matières organiques.......................	0,069350
	0,306660

Résidu trouvé directement:

Matières inorganiques..........	0,204600
— organiques...........	0,069350
Moitié de l'acide carbonique des	
bicarbonates................	0,035650
	0,309600

On voit d'après les analyses qui précèdent que les eaux d'Eugénie-les-Bains présentent entre elles une grande analogie de composition ; si les eaux des quatre sources du Grand Etablissement se distinguent par un degré de sulfuration supérieure, nous devons faire remarquer que la source du Bois s'en rapproche et que les hyposulfites dominent dans les sources de l'établissement Nicolas, ces différences suffisent, à notre avis, pour expliquer les diversités d'action et les propriétés spéciales que les médecins ont constatées.

D'ailleurs, à part la nature et les proportions du principe sulfuré, les eaux d'Eugénie-les-Bains se rapprochent beaucoup des eaux des Pyrénées et plus particulièrement de celles des Eaux-Bonnes, le poids et la nature des principes minéralisateurs sont les mêmes, dans les deux le chlorure de sodium domine et on peut résumer en deux mots ces différences que l'on observe entre les eaux d'Eugénie-les-Bains et celles des Pyrénées. Dans les premières, c'est la chaux qui domine ; dans les secondes, c'est la soude.

Les eaux d'Eugénie-les-Bains sont remarquables à un autre point de vue, nous voulons parler de la proportion relativement très grande des matières organiques qu'elles renferment ; cette proportion est égale à celle que l'on trouve dans les eaux de Cauterets et elle peut même la dépasser (source Nicolas) [ce sont ces matières que Bordeu appelait une huile très affinée qui en fait un baume minéral naturel] et pour nous servir des expressions de M. Pidoux, nous dirons des eaux d'Eugénie-les-Bains ce qui a été dit des Eaux-Bonnes. « Les matières organiques abondantes qu'elles renferment en font des eaux vivantes et animées. »

Une erreur généralement répandue dans le public, et même parmi les médecins est celle qui consiste à considérer les eaux minérales comme étant d'autant plus actives qu'elles renferment plus de principes en dissolution ; il est bien établi aujourd'hui qu'il n'existe en général aucun rapport entre le degré de minéralisation d'une eau et ses propriétés curatives, et pour les eaux sulfurées en particulier, ce ne sont pas certainement celles qui renferment le plus de soufre qui agissent le plus et mieux.

Jusqu'à présent, les chimistes, comme les cliniciens, n'ont tenu aucun compte des hyposulfites dans les eaux sulfurées, cependant, les médecins avaient remarqué depuis longtemps que le groupe des eaux sulfurées dites improprement *dégénérées* et que nous appellerons plus volontiers *modifiées*, exerçaient sur l'économie animale une action marquée et spéciale ; à ce point de vue, les eaux d'Eugénie-les-Bains méritent toute l'attention des médecins et nous ne doutons pas que les hyposulfites alcalins n'exercent une action salutaire analogue à celle qui a été attribuée dans ses derniers temps aux hyposulfites dans le traitement des affections chroniques des poumons.

ÉTABLISSEMENTS.

L'Etablissement le plus ancien est celui auquel on a conservé le nom de Thermes de Saint-Loubouer ; il est alimenté par les sources de Saint-Loubouer, des Prés, des Boues et Amélie. Sa situation est des plus heureuses, sa façade, exposée au Sud-Est, donne de plain pied sur la route qui conduit aux autres établissements, il est à peu près à égale distance de l'hôtel des bains et de la petite rivière du Bahus : Il a été reconstruit à neuf en 1861.

La source Saint-Loubouer la plus importante par son abondauce et ses propriétés, est située dans l'établissement même ; à droite, en entrant sous un large peristyle se trouve la buvette qui communique directement avec la source.

La source des Prés sourd à quelques mètres de l'établissement au Nord-Est de celui-ci.

La source du Bois jaillit contre le mur de l'établissement au Sud-Ouest, le nom qu'on lui a donné peut faire prévoir l'usage auquel on la destine, nous pensons en effet qu'on peut avec cette eau établir des bains de boues qui ont déjà rendu de si grands services à Dax, à Barbotan, à Saint-Amant, etc. Si nous nous trompons, et dans tous les cas, nous demandons qu'on fasse disparaître ce vilain nom de Boues et qu'on dédie la source au savant modeste qui a illustré notre pays, au médecin qui a préféré les joies de la famille et du foyer à la chaire du professeur et au fauteuil de l'Institut, à l'homme de bien dont la verte vieillesse est partout entourée d'admiration et de respect..... J'ai nommé M. Léon DUFOUR.

Le Grand Etablissement comprend trente cabinets renfermant trente-deux baignoires, une buvette, une salle d'hydrothérapie complète, telle que douches en lame, en jet et en pluie, douches écossaises, etc.; ce sont là de puissants moyens de médication dont on peut tirer un très grand parti. Ce sera mieux encore lorsqu'on aura installé un ou plusieurs hydrofères, une piscine, des bains de boues, etc.; ces installations se feront certainement, nous en avons pour garant le bon vouloir et l'intelligente initiative du propriétaire.

Ajoutons qu'avec le système de chauffage et de conduite de l'eau adopté par M. Dubalen et dont nous avons parlé, l'eau peut être portée à 80° et au-dessus sans perdre aucun de ses principes. L'eau chaude mélangée à l'eau froide dans les baignoires au moyen d'une conduite *jumelle* très ingénieusement disposée, donne un bain dont le *degré sulfurométrique est absolument le même que celui de l'eau à la source.* Nous avons constaté, en outre, par l'analyse, qu'après un bain d'une heure l'eau avait très peu perdu de sa sulfuration.

La situation du Grand Etablissement près d'une vaste prairie permettra de l'entourer de promenades et de parterres garnis de fleurs ou les malades pourront se distraire; un charmant bosquet entouré de toutes parts par le Bahus les mettra à l'abri des chaleurs de l'été. L'installation d'un pont sur la petite rivière permettrait une communication plus directe avec l'établissement Nicolas.

Les bains du Bois sont installés dans un corps de bâtiment placés près du bosquet sur la rive droite du Bahus. La source jaillit au fond d'un puits, elle est puisée au moyen d'une pompe et chauffée dans une chaudière dont l'installation laisse quelque chose à désirer. L'établissement renferme huit cabinets contenant dix baignoires.

Enfin l'établissement Nicolas est alimenté comme nous l'avons déjà dit par deux sources qui jaillissent également au fond d'un puits et une pompe, les ramène dans la chaudière et dans les baignoires. Des modifications utiles pourraient être introduites à peu de frais dans l'aménagement des bains. L'établissement Nicolas comprend huit cabinets et dix baignoires.

TRANSPORT DES EAUX.

Les eaux d'Eugénie-les-Bains sont employées en bains et douches administrées en boisson, elles produisent les meilleurs effets dans les affections du pharynx, du larynx, des bronches, des poumons et de l'estomac ; on a constaté qu'elles produisaient des effets vraiment surprenants contre la goutte, le rhumatisme chronique et les affections des voies urinaires.

Dans le plus grand nombre de cas et plus spécialement dans les affections des voies aériennes, l'usage doit en être prolongé pendant longtemps ; on maintient ainsi l'amélioration constatée et on évite les rechutes si imminentes pendant l'hiver et au printemps. Les baigneurs qui auront fréquenté Eugénie-les-Bains et qui se seront bien trouvés de l'emploi de ces eaux feront bien d'emporter leur provision d'hiver ; il arrive souvent qu'ici, comme ailleurs, les effets salutaires ne se font pas sentir que longtemps après que l'on a cessé l'usage des eaux ; c'est alors surtout que l'administration sous forme de boisson devra être longtemps continuée.

Les personnes délicates, celles qui sont atteintes de bronchites aigües, celles qui seront sujettes aux hémopthysies les prendront à la dose d'un demi-verre mêlées avec un égal volume de lait ou de solution de gomme tiède. On les sucrera selon le goût des malades, avec les sirops de gomme, de tolu et surtout dans les affections des voies urinaires, avec le sirop de bourgeons de sapin.

Les eaux d'Eugénie-les-Bains peuvent-elles être transportées au loin sans qu'elles éprouvent d'importantes modifications? Si l'on considère l'altérabilité assez grande des eaux sulfurées calciques, on serait disposé de répondre négativement à cette question ; mais nous avons déjà dit que la richesse en matières organiques dissoutes des eaux d'Eugénie-les-Bains était une excellente condition de stabilité ; on peut donc les exporter avec de grands avantages et achever ainsi une guérison qui souvent n'aura été qu'ébauchée auprès des sources.

Mais pour que les eaux sulfurées conservent leurs principes, lorsqu'on les transporte au loin, il est indispensable que la mise en bouteille s'effectue en s'entourant de précautions spéciales, que nous résumons ainsi :

1° Laver les bouteilles avec l'eau minérale elle-même et les faire tremper quelques heures dans cette eau ;

2° Remplir les bouteilles de gaz hydrogène par un système continu que nous ferons connaître dans une autre publication ;

3° Faire arriver l'eau au moyen d'un tube par les parties inférieures de la bouteille ;

4° Faire tremper les bouchons dans l'eau minérale ; n'employer que des bouchons neufs ;

5° Boucher à l'aiguille ;

6° Goudronner et conserver les bouteilles couchées.

Le bouchage à l'aiguille employé depuis longtemps pour les vins de Bordeaux, conduit à d'excellents résultats ; c'est en nous entourant de toutes ces précautions que nous avons pu transporter à Paris et y conserver pendant quatre mois des eaux d'Eugénie-les-Bains, sans qu'elles aient perdu la moindre trace de principe sulfureux ; il nous est même arrivé de trouver la proportion de ce principe augmentée ; nous avons donné en commençant l'explication de ce fait.

ACTION PHYSIOLOGIQUE ET THÉRAPEUTIQUE.

Ces eaux sont efficaces contre certaines maladies du sexe, telles que les pâles couleurs, la suppression des menstrues ou vuidanges, les jaunisses, coliques d'estomac, et autres obstructions du foie.

Analyse des eaux de Saint-Loubouer.

LAFAILLE.

(Pau , 1758 , page 16.)

M. le docteur Arrat-Balous a bien voulu joindre à la Notice que nous publions sur les eaux d'Eugénie-les-Bains, un court résumé des nombreuses observations qu'il a recueillies. Nous ferons remarquer que s'il est des faits d'observation clinique dont l'analyse chimique ne peut rendre aucun compte, il en est d'autres qu'elle peut éclairer.

Ainsi, on sait que les eaux sulfurées sont pour ainsi dire le spécifique des affections cutanées, des maladies syphilitiques constitutionnelles, des affections des poumons, et des voies aériennes, elles produisent des effets merveilleux dans les pharyngites et les laryngites, affections si communes chez les orateurs de la tribune, du barreau ou de la chaire, dans ces cas, c'est surtout en boisson, en gargarisme et pul-

vérisées par la méthode de M. Salles-Girons qu'elles produisent d'excellents effets.

Par leur iode et leur alcalinité, les eaux d'Eugénie-les-
Bains sont indiquées contre les scrofules. les affections lym-
phatiques, les engorgements strumeux, le rhumatisme chronique, la goutte ; et la constatation de la lithine dans ces
eaux est un fait précieux à enregistrer ; elle explique leur
efficacité contre les affections calculeuses, on sait, en effet,
que la lithine et ses sels font la base du traitement des cal-
culeux si employée en Angleterre, où il a été préconisé
par Garrod.

Les recherches consciencieuses de M. le docteur Boudin,
ont démontré que l'arsenic était le meilleur succédané
du sulfate de quinine contre les fièvres intermittentes et
les névralgies qui affectaient un type périodique. N'est-ce
pas à la présence de ce corps qu'il faut attribuer les bons
effets des eaux d'Eugénie-les-Bains ?

Enfin, parmi les névroses, la chorée ou danse de Saint-
Guy cède parfaitement au traitement par les sulfureux.

OBSERVATIONS

RECUEILLIES ET PRÉSENTÉES

PAR

M. LE DOCTEUR ARRAT-BALOUS,

Médecin inspecteur des eaux d'Eugénie-les-Bains.

———————◦———————

Les eaux minérales d'Eugénie-les-Bains, comme toutes les eaux sulfureuses, agissent sur l'économie par excitation.

A ce but concourent deux principes ; le calorique d'abord dans l'usage des bains et le principe sulfureux ensuite.

Soumis au premier agent qui excite vivement tous les systèmes, qui active surtout l'acte respiratoire et la circulation, qui produit artificiellement une turgescence sanguine et une fièvre momentanée, tout l'organisme se trouve monté à un degré de surexcitation vitale, qui modifie nécessairement plus ou moins l'état morbide de toute partie souffrante.

A cette effervescence organique, à cet état fébrile d'un moment, succède l'action tonique et excitante du principe sulfureux. Sous son influence, l'économie retrouve une énergie inaccoutumée dans le mode de vitalité. Les bronches sont tonifiées et l'expectoration rendue plus fac'le, la circulation devient plus animée, la digestion plus active, la sécrétion des urines plus copieuse, la perspiration cutanée plus abondante.

Si donc, il existe dans un corps soumis à ces nouvelles conditions de vie quelque partie du système général où la circulation languisse, où quelque production accidentelle et morbide se soit lentement accumulée, où le tissu de l'organe se trouve modifié par le travail désorganisateur d'une maladie chronique, n'est-il pas, évident pour tout esprit habitué à observer l'homme malade, que la secousse imprimée à tout l'organisme pourra réagir utilement, en se propageant à la partie affectée, changer ses conditions anormales de vitalité et la ramener à l'état normal ?

L'énergie médicatrice des eaux d'Eugénie-les-Bains répond à l'action physiologique et à la richesse minérale remarquable par la diversité et la quantité des principes.

Elles conviennent à des maladies très diverses et agissent efficacement dans les vieilles 'entorses, les contractures des membres, les affections scrofuleuses, les maladies de la peau, la pellagre, les rhumatismes chroniques, les névralgies, les névroses, les bronchites chroniques, les tubercules, les gastrites, les gastro-entérites chroniques, les débilités de l'estomac, les gastralgies et entéralgies, les diarrhées chroniques, les hépatites anciennes, les cystites chroniques, la gravelle, les chloroses, les leuchorrées, aménorrhées, dysménorrhées, l'asthénie générale ou épuisement causé par des excès et surtout par des fièvres d'accès rebelles et prolongées qu'elles réussissent même souvent à faire disparaître tout-à-fait,

Dans un laps de temps de dix-huit années, j'ai pu recueillir une masse d'observations qui parlent en faveur de l'efficacité des eaux. Un jour elles pourront servir à la rédaction d'un ouvrage de plus longue haleine. Les rapporter toutes aujourd'hui, serait reculer outre-mesure les bornes d'une simple Notice. Mais ici se présente l'embarras du choix. Pourquoi préférer une observation à une autre, lorsque les deux sont également concluantes? Parmi les cas plus récemment observés, j'en prendrai donc, pour ainsi dire au hasard, quelques-uns, pour les mettre sous les yeux du public, et qui seront plus que suffisants pour l'édifier sur la valeur de nos eaux.

Entorse.

A. B., 45 ans, tempérament sanguin, constitution robuste, prit une entorse à l'articulation du pied droit avec la jambe. Il y eut du gonflement, de la douleur et de l'impossibilité de marcher pendant six semaines, des réfrigérants d'abord, des résolutifs ensuite, aidés d'une compression méthodique, furent opposés à la maladie. Après six semaines, la marche devint possible et toujours de plus en plus facile. Treize mois se sont écoulés depuis l'accident ; le malade marche, mais après une course d'une demi-heure, l'articulation malade gonfle, devient douloureuse et détermine la claudication.

Dans cet état, il est soumis, pendant huit jours, à des douches en lance à + 19°, d'une durée de cinq minutes chacune. Après ce traitement, il rentre chez lui, parfaitement guéri ; il peut se livrer à l'exercice de la chasse même très prolongé, il ne ressent aucune douleur, nulle tuméfaction ne s'opère à la partie malade,

Engorgement du genou avec contracture.

N. D., 29 ans, ménagère, d'un tempérament lymphatique, d'une constitution faible, accuse, il y a onze mois, une douleur à l'articulation du genou gauche, avec tuméfaction.

Les autres articulations sont saines, il n'y a pas de fièvre. Un traitement antiphlogistique opiniâtre d'abord, ensuite les résolutifs, les préparations d'iode à l'intérieur et à l'extérieur sont employés. Le genou demeure gonflé et douloureux, la jambe fléchit sur la cuisse de manière à former un angle presque droit. La marche est impossible autrement qu'avec des béquilles; on qualifie l'affection de tumeur blanche, et déjà l'on parle d'une amputation possible.

Avant de consentir à cette opération, le mari qui habitait Besançon, mais qui était originaire de nos contrées et qui plus d'une fois avait été témoin des cures opérées aux eaux d'Eugénie-les-Bains, prend la résolution de l'y amener.

Elle arrive en juillet, dans l'état déjà décrit. Elle boit de l'eau en abondance, elle prend soixante-trois bains, le gonflement de l'articulation disparaît peu à peu, la jambe s'étend sur la cuisse, et le vingt-un septembre la malade peut figurer d'une manière très active et très prolongée à un bal qui eut lieu à l'établissement. Nulle trace de sa maladie ne subsistait, et le bien opéré s'est maintenu.

Abcès scrofuleux.

E. F., 55 ans, d'un tempérament très-lymphatique, d'une

constitution médiocre, née de parents sains, n'a jamais eu de maladie syphilitique.

Dans son jeune âge, dit-elle, elle eut le genou gauche très-gonflé, elle guérit aux eaux de Cauterets. A l'âge de vingt-quatre ans, elle se maria et, deux ans après, le genou gonfla de nouveau et s'abcéda. La suppuration dura trois années, et chaque année elle fit une saison aux eaux des Pyrénées, l'écoulement enfin tarit et la santé fut assez bonne depuis.

Cette année il y a quatre mois, elle accuse une douleur avec tuméfaction à la branche ascendante droite du maxillaire inférieur, le mal est traité par des antiphlogistiques, la suppuration a lieu.

A son arrivée aux eaux, la partie malade est gonflée, douloureuse, un traget fistuleux existe à l'angle de la mâchoire ; il y a un trismus très prononcé, les dents paraissent saines.

La malade boit jusques à quinze verres d'eau par jour, chaque jour aussi, elle prend un bain et reçoit une douche en arrosoir sur la partie malade.

Après trois semaines le gonflement a disparu, le trajet fistuleux ne coule plus, les dents peuvent être assez desserrées pour permettre l'introduction d'une cuillère à soupe.

Eczéma.

M. B., 56 ans, d'un tempérament lymphatique, d'une constitution faible, est atteinte depuis cinq mois d'un eczéma, qui occupe toute la partie interne de la jambe droite. La peau est rouge, enflammée, le suintement abondant, la démangeaison et les picotements insupportables. Des antiphlogistiques généraux et locaux, des tisanes dépuratives, de l'eau de Sedlitz à l'intérieur, de l'eau blanche à l'extérieur, ont échoué contre cette affection.

La malade est mise à l'usage de la boisson de nos eaux en abondance, chaque jour, elle prend un bain d'une heure. Chaque jour aussi, elle reçoit une douche froide en arrosoir sur la plaie. Après trois semaines, la peau n'est plus rouge, le suintement et le picotement ont cessé. De toute l'affection il ne reste qu'une induration de la largeur d'une pièce de cinquante centimes à la partie interne du mollet.

Pellagre.

A. C., 68 ans, ouvrière des champs, d'un tempérament lymphatico-sanguin, d'une constitution médiocre, s'est toujours bien portée jusques il y a quatre ans; en avril, le soleil, dit-elle, brûla ses pieds et ses mains; la nuit, il lui semblait les avoir plongés dans l'eau bouillante, tant la cuisson était insupportable, l'hiver se passa bien, mais la deuxième année au mois de mars, les mêmes symptômes se déclarèrent, la peau de ces parties devint couleur de chocolat, la muqueuse buccale s'enflamma, une salive brûlante coûla de sa bouche et un feu intérieur la brûla à l'épigastre. Tout ce cortège de symptômes disparut avec les chaleurs. La troisième année se passa sans ressentir autre chose qu'un peu d'érythème aux mains. Cette année l'érythème a été très intense, des bulles se sont formées sur le dos des mains, avec des gerçures aux articulations des doigts. Les muqueuses de la bouche et de l'estomac ont été très-phlogosées, quelques bourdonnements d'oreille ont eu lieu, l'affaiblissement est devenu tel, qu'il lui était impossible de parcourir cinq cents mètres, sans être obligée de s'asseoir. La respiration était haletante, le pouls petit, fréquent, sans intermittence, les extrémités inférieures œdématiées, et l'appétit nul.

Deux saignées d'un sang très-couenneux, un régime tonique, des préparations de quinquina et de fer avaient été mis en usage.

Pendant quinze jours, elle boit abondamment à nos sources, chaque jour elle prend un bain frais et cinq ou six douches froides sur les extrémités.

A son départ, la peau des pieds et des mains ne présente aucune trace de maladie, les extrémités inférieures sont dégorgées, la respiration libre, le pouls plus fort, l'appétit meilleur et les forces sont tellement rétablies qu'elle peut rentrer chez elle à pied, à une distance de dix kilomètres. Après, son retour elle voulut butter la vigne, ce travail fut au-dessus de ses forces, mais un mois après, elle vaquait à toute sorte d'ouvrage, faisait de longues courses, mangeait avec de l'appétit, avait de la vigueur et de la santé, qui se maintient encore aujourd'hui, après dix-huit mois.

Rhumatisme articulaire.

L. P., chiffonnier ambulant, 36 ans, d'un tempérament sanguin, d'une constitution forte, fut atteint en juillet de douleur avec tuméfaction et fièvre, qui passa successivement d'une articulation à l'autre.

Il fut abondamment saigné à trois reprises différentes, des cataplasmes émolients furent appliqués, du sulfate de quinine fut administré à haute dose.

Après quarante-deux jours, la fièvre céda, la douleur des articulations diminua, mais elle persista, surtout aux membres inférieurs.

A son arrivée, les articulations du pied droit et de la hanche sont douloureuses, le coude du pied est gonflé, ainsi que le genou gauche. La marche est complètement impossible.

Pendant dix-huit jours, il fait usage de boissons copieuses et de bains tempérés prolongés et après ce laps de temps, il peut rentrer chez lui, à pied, sans éprouver aucune douleur.

Névralgie sciatique.

C. D., 34 ans, d'un tempérament lymphatico-sanguin, d'une constitution forte, fut atteint durant l'hiver, d'une douleur déchirante, qui, partie des lombes, s'étendait à la cuisse et à la jambe droite, suivant le trajet du nerf sciatique et empêchant la marche, si ce n'est avec des béquilles.

Des liniments variés, des bains domestiques, des vésicatoires volants saupoudrés de chlorhydrate de morphine, n'avaient pu calmer la douleur.

Pendant dix-sept jours, il se baigne et boit de nos eaux, le douzième jour il quitte les béquilles et peut marcher, chaque jour la marche devient plus facile, et après trois semaines, il marche très librement et sans nulle douleur.

Névrose de l'appareil respiratoire et digestif.

E. B., âgé de dix ans, d'un tempérament nerveux, d'une constitution faible, et d'un caractère très impressionnable. Depuis longtemps, sans cause appréciable, au millieu de ses jeux, comme pendant les repas, il est tout-à-coup saisi d'une douleur déchirante à l'estomac, qui lui arrache des cris et qui dure plus ou moins longtemps, depuis une heure jusques à quatre ou cinq heures. Pendant la crise, l'enfant est pâle, le pouls petit, la respiration génée sans sifflement, les inspirations profondes, la bouche ouverte le col tendu. Cet embarras de la respiration persiste après la cessation de la douleur de l'estomac, mais devient plus intense, quand celle-ci se déclare.

Les antelmintiques, les antispasmodiques, les plus variés, les bains froids de rivière, les bains de mer, les cigarettes d'espio, l'exercice à pied, à cheval, les ferrugineux n'avaient pu calmer cette douleur, elle durait depuis dix-huit mois.

Il boit deux à trois verres d'eau par jour et prend un bain frais d'une demi-heure. Après cinq jour de ce traitement; la respiration semble moins gênée. Le quatorzième jour, à son départ, elle est complètement libre, la douleur à l'estomac n'est pas revenue, l'enfant est entièrement rétabli et jamais depuis, il n'a ressenti le moindre symptôme de sa longue et cruelle maladie.

Bronchite chronique.

J. P., âgé de 65 ans, sanguin et robuste, fut atteint, il y a dix-sept mois, d'une hémoptysie qui céda à une saignée et à des révulsifs aux extrémités inférieures ; mais depuis cette affection, il est tourmenté par des quintes de toux fréquentes avec expectoration muqueuse et filante, la respiration est libre, l'auscultation permet d'entendre du râle muqueux, la sonorité est parfaite.

Deux saignées, des revulsifs cutanés, les expectorants ont peu soulagé le malade.

Chaque jour, il boit douze verres d'eau sulfureuse tiède avec de la tisane de gomme et il prend un bain tempéré.

A son départ, après dix-neufs jours de traitement, les quintes sont diminuées des trois quarts, l'expectoration est plus facile, l'état général meilleur et il se maintient depuis six mois.

Phtysie pulmonaire.

J. G., 45 ans, d'un tempérament bilioso-sanguin, d'une constitution faible, habite un moulin à farine. Elle n'est plus réglée depuis le mois de février de l'année précédente. Alors elle fut saisie, dit-elle, de fièvres avec une toux très fatiguante qui persiste jusqu'à ce jour, juillet 1859.

La malade a pris de l'huile de foie de morue et du lait d'ânesse. A son arrivée aux eaux, la malade est faible, pâle, essoufflée. Elle tousse souvent et expectore des crachats muqueux très épais, le pouls est petit, fréquent, la peau chaude. Du côté droit de la poitrine, la percussion et l'auscultation ne permettent de constater aucune lésion. A gauche sous la clavicule, la percussion est mate et l'auscultation fait entendre du râle muqueux très abondant, avec quelques craquements disséminés.

Pendant trois semaines, elle est mise à l'usage de nos eaux coupées avec un peu de lait chaud, elle ne prend que deux bains.

A son départ, la malade est moins pâle, moins essoufflée, elle tousse à peine et crache beaucoup moins.

En 1860 et 1861, la même malade est encore venue demander à nos eaux, un soulagement qu'elle a l'habitude d'y trouver. Les symptômes de phthysie sont toujours irrécusables, du gargouillement s'entend à distance. Mais chaque année, elle quitte les eaux dans un meilleur état. Lui sera-t-il donné de revenir en 1862 ? la malade est venue répondre à l'interrogation que je me faisais en février dernier. Aujourd'hui 25 juill t 1862, elle est arrivée à nos eaux, plus malade peut-être que l'an dernier, mais elle vit encore. Trouvera-t-elle le soulagement habituel ? Mais la prolongation de sa vie, dans une habitation peu favorable, dans un moulin à farine, est une ch se étonnante.

Gastrite chronique.

F. D., âgée de 60 ans, d'un tempérament bilieux, d'une constitution faible, fait un usage immodéré de vin. Depuis huit mois, elle accuse une douleur au creux de l'estomac, que la pression augmente. Elle a une soif vive, peu d'appétit et rejette presque tous les aliments qu'elle prend, surtout s'ils sont lourds et grossiers. L'émaciation est grande, la langue est sèche, il n'y a pas de fièvre.

Trois applications de sangsues et des fomentations émollientes ont été faites *loco dolenti*; le mal persiste et elle vient se soumettre à l'usage de nos eaux.

Elle boit avec plaisir et par demi-verres, une vingtaine de fois par jour, elle prend aussi un demi bain tempéré, d'une heure et demie.

Après vingt jours de ce traitement, la douleur a disparu les vomissements ont cessé; l'appétit est meilleur, les forces se rétablissent.

Gastro-Entérite chronique.

M. M., âgée de 42 ans, d'un tempérament lymphatique, d'une constitution faible, n'est plus réglée depuis six mois, elle mène une vie régulière et ne fait aucun excès. Depuis trois mois, sans cause connue, elle éprouve de la douleur à l'épigastre de l'inappétence. Elle a des vomissements rares, des selles liquides très abondantes.

Les antiphlogistiques soutenus, un régime diététique sévère n'ont pu conjurer ces accidents.

Elle arrive aux eaux, les prend en bains et boissons copieuses. Les premiers jours elle est plus malade, la diarrhée est plus fréquente, mais peu à peu les accidents se calment et elle rentre chez elle avec une santé parfaite.

L'année suivante, les mêmes symptômes morbides se déclarent, ils sont aussi opiniâtres et le même traitement par les eaux les fait cesser toujours avec une recrudescence de quelques jours, au commencement du traitement.

Gastralgie.

P. G., 28 ans, d'un tempérament nerveux, d'une constitution délicate, est tourmenté depuis deux ans par des douleurs d'estomac très vives, avec des crampes déchirantes. La faim est capricieuse, les digestions sont pénibl s, douloureuses, les selles sont rares, l'amaigrissement est considérable.

Pendant vingt-trois jours, il est mis à l'usage exclusif de l'eau en boisson. A son départ, les crampes et les douleurs d'estomac ont cessé, l'appétit est ouvert, la digestion facile et l'embonpoint est augmenté.

Cette année, il est venu de Lyon, payer son tribut de reconnaissance à nos eaux. La guérison s'était maintenue et elle a été confirmée par un deuxième traitement d'un mois de durée.

Gastro-Entéralgie.

D. B., 63 ans, d'un tempérament sanguin, d'une constitution forte, a eu il y a quelques années, un engorgement du foie que les eaux de Vichy firent disparaître. Mais depuis six ans, il est travaillé par des douleurs d'estomac qui s'étendent dans l'abdomen et qui troublent la digestion; par des frictions sur les parois abdominales, il les calme et aide ainsi à l'action péristaltique des intestins. Quelquefois, il y a un peu de diarrhée qui le soulage et qu'il favorise avec l'eau de Sedlitz.

Il fait usage de nos eaux en boissons abondantes et en bains tempérés pendant vingt-cinq jours. Ses douleurs cessent, l'appétit devient plus ferme, l'état général meilleur.

Diarrhée Chronique.

J. P., 33 ans, lymphatique, d'une santé faible, fut atteint, il y a un an, d'une diarrhée sans fièvre qui dura deux mois.

5

Il vint aux eaux et se retira guéri. Cette année, la même affection s'est reproduite : depuis cinq semaines, une diarrhée séreuse lui coupe, dit-il, bras et jambes. Il a plus de trente selles par jour. Les forces sont détruites, les tissus pâles, l'appétit nul, il n'y a pas de fièvre.

Il boit quinze à vingt verres d'eau par jour, il prend seulement cinq bains; le douzième jour, la diarrhée avait cessé et le dix-septième jour à son départ, les tissus étaient plus animés, l'appétit ouvert, et les forces commençaient à se rétablir.

Hépatite Chronique.

J. B., 64 ans, d'un tempérament bilieux, d'une constitution faible, vit son appétit disparaître, il y a dix-huit mois; une douleur sourde se déclara à l'hypocondre droit. Quelques vomissements eurent lieu après les repas, les selles furent sèches, terreuses, l'embonpoint diminua, les forces se perdirent, les tissus et la sclérotique surtout devinrent ictériques.

A son arrivée aux eaux, la douleur ictérique est des plus prononcée. L'abdomen est distendu par une grande quantité de sérosité, les extrémités inférieures sont œdematiées outre-mesure, la palpitation fait reconnaître du côté droit, une tumeur débordant les fausses côtes de six centimètres, la percussion donne un son mat. Il y a de l'essoufflement et un affaiblissement des plus grands.

Pendant un mois, il but abondamment chaque jour, il ne prit aucun bain. Peu à peu les tissus reprirent leur coloration normale, le ventre diminua de volume, les pieds surtout qui ne pouvaient être contenus dans la chaussure y ballotaient largement, l'appétit fut rétabli, et à son départ, le malade complètement désenflé n'accusait plus aucune souffrance.

Cystite chronique.

M. L... âgée de 48 ans, faible, nerveuse, accuse une douleur sourde à l'hypogastre. Elle a de fréquents besoins d'uriner qui augmentent ses souffrances. Une matière albumineuse se dépose au fond du vase, la position verticale, la position assise exaspèrent ses douleurs, la position horizontale les soulage. Elle est malade depuis quatorze mois.

Des applications de sangsues, au bas du ventre, au periné, des bains de siège en grand nombre, des boissons rafraîchissantes, de l'eau de goudron, des pilules de thérébentine de Venise ont été opposées à la maladie qui persiste.

Elle boit une douzaine de verres d'eau par jour, elle prend un demi bain tiède et tous les deux jours elle reçoit une douche tempérée, en arrosoir sur l'hypogastre.

Les menstrues étaient supprimées depuis l'invasion de la maladie, le douzième jour elles reparurent et interrompirent les bains et les douches. Les boissons furent continuées et le vingt-deuxième jour, la douleur hypogastique était nulle, les urines moins fréquentes n'offraient pas de dépôt.

Gravelle.

J. B., 52 ans, d'un tempérament sainguin, d'une constitution robuste, est sujet à des hémorrhoïdes qui fluent peu et souffre habituellement de l'estomac. Depuis quelques temps, il a eu trois hématuries assez abondantes qui lui ont laissé des douleurs en urinant. Depuis huit jours, il accuse une douleur dans le flanc droit, qui augmente par la marche et le cahotement de la voiture. L'estomac est plus dégoûté, les besoins d'uriner plus fréquens, et les urines plus rares n'offrent rien de particulier. Les selles sont assez libres.

Pendant dix-sept jours, il a bu abondamment à nos sources, il a pris un bain tempéré d'une heure et une douche ascendante du fondement chaque jour.

La première douche a fait fuir les hémorrhoïdes, le troisième jour il a rendu trois graviers d'acide urique, gros chacun comme un grain de froment. A partir de ce moment la douleur du flanc a cessé, l'appétit et la santé se sont rétablis.

Chlorose.

M. G., couturière, âgée de 17 ans, d'un tempérament lymphatique, d'une constitution frêle, fut réglée pour la première fois à l'âge de seize ans, ses règles si abondent mal, elles ne parurent que trois fois à des époques éloignées. Depuis un an elles ne se sont pas montrées. Elle accuse de la douleur aux jambes, à l'estomac, avec de l'essoufflement. Depuis six mois surtout, les souffrances sont plus grandes, les tissus sont pâles, décolorés, l'inappétence complète, l'ingestion des aliments soulève l'estomac, l'essoufflement est plus intense, les battements du cœur sont tumultueux, un bruit de souffle aux carotides est facilement perceptible, un lombago très douloureux la fatigue.

Elle boit dix verres d'eau sulfureuse par jour, elle prend un demi bain chaud, et des douches descendantes sur les cuisses et les lombes. Après deux douches le lombage a cessé. Le dix-septième jour les règles apparaissent, l'appétit s'ouvre au point d'être forcée de manger au sortir du lit. La coloration s'anime, les souffrances cessent et elle part le vingt-cinquième jour dans un état très satis-faisant.

Leucorrhée.

M. B., 23 ans, d'un tempérament lymphatico-sanguin, d'une constitution médiocre, souffre d'une douleur nerveuse à l'estomac, que l'alimentation soulage un instant. Elle est peu réglée ; une leucorrhée abondante précède et suit un écoulement menstruel qui dure seulement deux jours, et depuis sept à huit mois, nul intervalle n'existe entre les deux pertes.

Elle a pris des pilules de fer et a fait des injections astringentes avec persistance. La maladie continue et la jette dans un état de langueur désespérant.

Elle boit huit à dix verres d'eau, elle prend un demi bain tempéré et deux douches ascendantes vaginales par jour. Le douzième jour, la perte avait cessé et le vingt-deuxième jour elle n'avait pas reparu.

Fièvre Intermittente.

J. L., 17 ans, d'un tempérament bilieux, d'une constitution robuste, est atteint depuis trois mois de fièvres double-tierces, qui l'ont obligé à quitter la maison d'éducation où il fait ses classes. Il rentre chez lui à Espérons, il continue les fébrifuges dont il a fait un si long et si opiniâtre usage, les fièvres persistent.

Il abandonne toute médication et fait usage de nos eaux seulement en boissons copieuses. Les fièvres cessent, les forces se rétablissent, et après quinze jours de leur usage; il rentre dans la maison d'éducation. En route, il est surpris par la pluie, les fièvres récidivent. Il a de nouveau recours à nos eaux qui coupent de nouveau les fièvres et depuis sa santé s'est constamment maintenue.

Je ne multiplierai pas inutilement les observations déjà recueillies. C'est avec quelque regret, que je rapporte une observation de préférence à une autre. Je voudrais pouvoir les faire toutes passer sous les yeux du public. Elles foissonnent, surtout pour les rhumatismes divers, pour les gastralgies, les affections calculeuses des reins, les névroses divers, les cachexies paludéénes, les fièvres d'accès rebelles, et les diverses maladies de l'appareil de la génération.

Ce sont ces affections qui viennent le plus souvent demander un soulagement très-efficace aux EAUX D'EUGÉNIE-LES-BAINS.

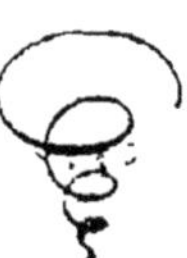